84 Soluciones Orgánicas A La Diarrea Y Problemas Estomacales:

Recetas de Jugos Y Comidas Para Ayudarle A Recuperarse Rápido

Por

Joe Correa CSN

DERECHOS DE AUTOR

RECONOCIMIENTOS

Este libro está dedicado a mis amigos y familiares que han tenido una leve o grave enfermedad, para que puedan encontrar una solución y hacer los cambios necesarios en su vida.

84 Soluciones Orgánicas A La Diarrea Y Problemas Estomacales:

Recetas de Jugos Y Comidas Para Ayudarle A Recuperarse Rápido

Por

Joe Correa CSN

CONTENIDOS

ACERCA DEL AUTOR

Luego de años de investigación, honestamente creo en los efectos positivos que una nutrición apropiada puede tener en el cuerpo y la mente. Mi conocimiento y experiencia me han ayudado a vivir más saludablemente a lo largo de los años y los cuales he compartido con familia y amigos. Cuanto más sepa acerca de comer y beber saludable, más pronto querrá cambiar su vida y sus hábitos alimenticios.

La nutrición es una parte clave en el proceso de estar saludable y vivir más, así que empiece ahora. El primer paso es el más importante y el más significativo.

INTRODUCCIÓN

84 Soluciones Orgánicas A La Diarrea Y Problemas Estomacales: Recetas de Jugos Y Comidas Para Ayudarle A Recuperarse Rápido

Por Joe Correa CSN

Las heces sueltas y acuosas frecuentes causadas por una mayor secreción de líquido en el intestino y una menor absorción de líquido del intestino se conocen como diarrea. Esta condición generalmente dura solo un par de días y desaparece por sí sola. En algunos casos más graves, la diarrea puede durar hasta 3-4 semanas y, a veces incluso convertirse en una enfermedad crónica.

La diarrea es una afección médica que puede afectar a la mayoría de la población, independientemente de su edad o sexo. La mayoría de los adultos en los Estados Unidos tienen diarrea al menos una vez al año. Los niños, por otro lado, tienden a sufrir diarrea más a menudo, en promedio dos veces al año.

La diarrea puede ser causada por diferentes factores. Los más comunes incluyen:

- Comida o agua contaminada
- Diferentes virus

- Algunos parásitos encontrados en comida o agua
- Varios medicamentos
- Problemas con la digestión de ciertos alimentos y las intolerancias alimentarias (como la intolerancia a la lactosa)
- Enfermedades del tracto digestivo
- Síndrome del intestino irritable

La diarrea a menudo es seguida por síntomas comunes y reconocibles, como dolor agudo y calambres en el abdomen, una necesidad urgente e incontrolable de usar el baño y heces líquidas. Naturalmente, esta condición puede causar deshidratación, que puede ser bastante peligrosa, especialmente para los recién nacidos y las personas mayores. En este caso, se necesita atención médica urgente.

Cuando se trata de tratamiento, en la mayoría de los casos, la diarrea desaparece por sí sola. Sin embargo, la rehidratación es extremadamente importante para reemplazar los líquidos perdidos en el cuerpo. A las personas que padecen diarrea a menudo se les recomienda beber mucha fruta y jugos de vegetales, refrescos sin cafeína y caldos. En casos más graves, a menudo se recetan soluciones de rehidratación oral.

Este libro contiene algunas fantásticas recetas de jugo que fueron cuidadosamente seleccionadas para ayudar a eliminar la diarrea y rehidratar todo el cuerpo. Estos jugos se basan en frutas y verduras frescas que tienen la capacidad de limpiar todo el tracto digestivo y ayudar a su cuerpo a sanar en un par de días. Además, estos jugos tardan solo un par de minutos en prepararse, lo que significa que puede disfrutarlos durante todo el día.

Pruebe estos jugos y vea cuáles le gustan más.

COMPROMISO

Para mejorar mi condición, yo (su nombre), me comprometo a comer más de estos alimentos a diario y a hacer ejercicio por lo menos 30 minutos diarios:

- Bayas (especialmente arándanos), melocotones, cerezas, manzanas, damascos, naranjas, zumo de limón, pomelo, mandarinas, mandarinas, peras, etc.
- Brócoli, espinaca, verdes de ensalada, batatas, palta, alcachofa, maíz bebé, zanahorias, apio, coliflor, cebollas, etc.
- Granos integrales, avena cortada con acero, avena, quinua, cebada, etc.
- Frijoles negros, judías rojas, garbanzos, lentejas, etc.
- Nueces y semillas incluidas: nueces, anacardos, linaza, semillas de sésamo, etc.
- Pescado
- 8 - 10 vasos de agua

Firma aquí

X_____

84 SOLUCIONES ORGÁNICAS A LA DIARREA Y PROBLEMAS ESTOMACALES: RECETAS DE JUGOS Y COMIDAS PARA AYUDARLE A RECUPERARSE RÁPIDO

JUGOS

1.   Jugo de Banana y Arándanos

Ingredientes:

2 bananas grandes, sin piel

1 taza arándanos frescos

1 rábano mediano, en rodajas

1 cucharada de menta fresca, en trozos

1 taza coliflor, en trozos

¼ taza agua

Preparación:

Pelar las bananas y cortar en rodajas finas. Dejar a un lado.

Lavar los arándanos bajo agua fría. Colar y dejar a un lado.

Lavar el rábano y recortar las partes verdes. Trozar y dejar a un lado.

Recortar las hojas externas de la coliflor. Lavar y trozar. Reservar el resto en la nevera.

Combinar las bananas, arándanos, rábano, coliflor y menta en una juguera. Pulsar.

Transferir a un vaso y añadir el agua de coco.

Agregar hielo y servir.

Información nutricional por porción: Kcal: 232, Proteínas: 5.2g, Carbohidratos: 98.9g, Grasas: 1.7g

2.   Jugo de Alcachofa y Brotes de Bruselas

Ingredientes:

1 alcachofa grande, en trozos

1 taza Brotes de Bruselas, en trozos

1 taza verdes de mostaza, en trozos

1 manzana roja deliciosa mediana, sin piel y sin centro

½ cucharadita de canela molida fresca

½ taza agua de coco, sin endulzar

1 cucharadita de miel

Preparación:

Recortar las hojas externas de la alcachofa, lavar bien y trozar. Dejar a un lado.

Lavar los brotes de Bruselas y recortar las hojas externas. Trozar y dejar a un lado.

Poner los verdes de mostaza en un colador grande y lavar bajo agua fría. Trozar y dejar a un lado.

Lavar la manzana y remover el centro. Trozar y dejar a un lado.

Poner la alcachofa, brotes de Bruselas, verdes de mostaza y manzana en una juguera. Pulsar.

Transferir a vasos y añadir la canela, agua de coco y miel.

Agregar hielo y servir inmediatamente.

Información nutricional por porción: Kcal: 195, Proteínas: 13.7g, Carbohidratos: 63.4g, Grasas: 1.3g

## 3.	Jugo de Remolacha

Ingredientes:

1 taza remolacha, recortada

1 taza verdes de remolacha, en trozos

1 taza coliflor, en trozos

1 taza chirivías, en trozos

2 cucharadas de menta fresca, picada

Preparación:

Lavar la remolacha y recortar las partes verdes. Trozar junto con los verdes y dejar a un lado.

Lavar las chirivías y cortar en rodajas gruesas. Dejar a un lado.

Recortar las hojas externas de la coliflor. Lavar y trozar. Dejar a un lado.

Combinar la remolacha, verdes de remolacha, coliflor y chirivías en una juguera. Pulsar.

Transferir a vasos y refrigerar por 10 minutos. Decorar con menta fresca antes de servir.

Información nutricional por porción: Kcal: 167, Proteínas: 9.8g, Carbohidratos: 52.8g, Grasas: 1.6g

4.   Jugo de Manzana y Chía

Ingredientes:

1 manzana dulce crujiente pequeña, sin centro

1 taza pepino, en rodajas

½ pimiento rojo, sin semillas

½ pimiento amarillo, sin semillas

3 cucharadas de semillas de chía

Preparación:

Pelar el pepino y cortarlo en rodajas. Rellenar un vaso medidor y reservar el resto en la nevera.

Lavar los pimientos y cortarlos por la mitad. Remover las semillas y trozar una mitad. Poner en un tazón. Reservar el resto en la nevera.

Lavar la manzana y remover el centro. Trozar y dejar a un lado.

Combinar el pepino, pimientos y manzana en una juguera. Transferir a un vaso y añadir las semillas de chía.

Refrigerar 15 minutos antes de servir.

Información nutricional por porción: Kcal: 136, Proteínas: 4.3g, Carbohidratos: 31.2g, Grasas: 6.1g

5. Jugo de Banana y Damasco

Ingredientes:

1 banana grande, en trozos

1 damasco grande, sin carozo

1 taza floretes de coliflor, en trozos

1 taza brócoli, en trozos

Preparación:

Pelar la banana y trozarla. Dejar a un lado.

Lavar el damasco y cortarlo por la mitad. Remover el carozo y trozar. Dejar a un lado.

Lavar los floretes de coliflor bajo agua fría. Colar y dejar a un lado.

Poner el brócoli en un colador y lavar bajo agua fría. Trozar y dejar a un lado.

Combinar la banana, damasco, pomelo y brócoli en una juguera. Transferir a un vaso y refrigerar 30 minutos antes de servir.

Información nutricional por porción: Kcal: 229, Proteínas: 6.5g, Carbohidratos: 67.2g, Grasas: 1.3g

6.   Jugo de Manzana y Zanahoria

Ingredientes:

1 manzana dorada deliciosa grande, sin piel y sin centro

1 zanahoria grande, en rodajas

½ taza de zapallo calabaza, en trozos

1 cucharada de menta fresca, picada

1 banana grande, en rodajas

¼ cucharadita de jengibre molido

Preparación:

Lavar la manzana y remover el centro. Trozar y dejar a un lado.

Lavar la zanahoria y trozarla. Dejar a un lado.

Pelar el zapallo calabaza y remover las semillas. Cortar en cubos y reservar el resto en la nevera.

Pelar la banana y cortarla en rodajas. Dejar a un lado.

Combinar la manzana, zanahoria, zapallo calabaza y banana en una juguera. Pulsar

Transferir a un vaso y añadir la menta para más sabor.

Agregar hielo y servir.

Información nutricional por porción: Kcal: 372, Proteínas: 5.5g, Carbohidratos: 73.4g, Grasas: 1.4g

7.   Jugo de Puerro y Brotes de Bruselas

Ingredientes:

2 puerros enteros, en trozos

1 taza de Brotes de Bruselas, en trozos

1 taza de perejil, en trozos

Un puñado de espinaca, en trozos

½ taza de agua

Preparación:

Lavar los puerros y trozarlos. Dejar a un lado.

Lavar los brotes de Bruselas y recortar las hojas externas. Cortarlos por la mitad y dejar a un lado.

Lavar el perejil bajo agua fría y dejar a un lado.

Lavar la espinaca y dejar a un lado.

Combinar los puerros, brotes de Bruselas, perejil y espinaca en una juguera. Transferir a vasos y añadir el agua.

Refrigerar 10 minutos antes de servir.

Información nutricional por porción: Kcal: 120, Proteínas: 6.4g, Carbohidratos: 46.2g, Grasas: 1.8g

8. Jugo de Repollo y Zanahoria

Ingredientes:

2 tazas de repollo verde, rallado

1 taza de zanahorias, en trozos

2 manzanas Granny Smith pequeñas, sin centro

1 banana grande, sin piel

1 cucharada de miel cruda

Preparación:

Lavar el repollo y trozarlo. Dejar a un lado.

Lavar y trozar las zanahorias. Dejar a un lado.

Pelar las manzanas y cortarlas por la mitad. Remover el centro y trozar. Dejar a un lado.

Pelar la banana y cortarla en rodajas. Dejar a un lado.

Combinar el repollo, zanahorias, manzanas y banana en una juguera. Pulsar.

Transferir a vasos y añadir la miel.

Agregar cubos de hielo y servir inmediatamente.

Información nutricional por porción: Kcal: 219, Proteínas: 6.9g, Carbohidratos: 69g, Grasas: 1.5g

9.   Jugo de Arce y Durazno

Ingredientes:

1 durazno grande, sin piel

1 taza chirivías, en rodajas

½ taza frutillas, en trozos

3 tazas lechuga, en trozos

1 cucharadita de jarabe de arce

Preparación:

Lavar el durazno y cortarlo por la mitad. Remover el carozo y trozar. Dejar a un lado.

Lavar y pelar las chirivías. Cortar en rodajas gruesas y dejar a un lado.

Lavar las frutillas y remover las hojas. Cortar por la mitad y dejar a un lado.

Lavar la lechuga. Trozar y dejar a un lado.

Combinar el durazno, chirivías, frutillas y lechuga en una juguera. Pulsar. Transferir a vasos y añadir el jarabe de arce.

Agregar hielo y servir inmediatamente.

Información nutricional por porción: Kcal: 186, Proteínas: 5.4g, Carbohidratos: 63.7g, Grasas: 1.1g

10. Jugo de Mango y Banana

Ingredientes:

1 mango grande

1 banana grande, sin piel

1 guayaba grande, sin piel

¼ taza agua de coco

Preparación:

Pelar y trozar el mango. Dejar a un lado.

Pelar la banana y cortarla en rodajas. Dejar a un lado.

Lavar la guayaba y trozarla. Dejar a un lado.

Combinar el mango, banana y guayaba en una juguera. Transferir a un vaso y añadir el agua de coco.

Agregar algunos cubos de hielo y servir inmediatamente.

Información nutricional por porción: Kcal: 295, Proteínas: 4.4g, Carbohidratos: 88.9g, Grasas: 1.8g

11.   Jugo de Repollo y Manzana

Ingredientes:

1 taza de repollo verde, en trozos

1 manzana Fuji grande, sin centro

1 taza de calabaza, sin semillas y sin piel

1 banana grande, sin piel

¼ cucharadita de polvo de jengibre

Preparación:

Lavar el repollo. Trozar y dejar a un lado.

Lavar la manzana y remover el centro. Trozar y dejar a un lado.

Pelar la calabaza y cortarla por la mitad. Remover las semillas y cortar un gajo grande. Pelarlo y trozarlo. Dejar a un lado.

Pelar la banana y cortarla en rodajas. Dejar a un lado.

Combinar el repollo, manzana, calabaza y banana en una juguera. Transferir a vasos y añadir algunos cubos de hielo.

Refrigerar 10-15 minutos antes de servir.

Información nutricional por porción: Kcal: 228, Proteínas: 5.4g, Carbohidratos: 69.3g, Grasas: 1.5g

12.   Jugo de Rábano y Menta

Ingredientes:

1 rábano mediano, en trozos

1 cucharada de menta fresca, en trozos

1 taza de cantalupo, en cubos

1 taza de verdes de remolacha, en trozos

1 taza de coliflor, en trozos

Preparación:

Lavar el rábano y recortar las partes verdes. Trozar y dejar a un lado.

Remojar la menta en agua por 2 minutos.

Recortar las hojas externas de la coliflor. Lavar y trozar. Reservar el resto en la nevera.

Cortar el cantalupo por la mitad. Remover las semillas y pulpa. Cortar dos gajos y pelarlos. Trozar y dejar a un lado. Reservar el resto en la nevera.

Lavar los verdes de remolacha y romper con las manos. Dejar a un lado.

Combinar el cantalupo, verdes de remolacha, rábano, coliflor y menta en una juguera. Pulsar.

Transferir a vasos y añadir hielo antes de servir.

Información nutricional por porción: Kcal: 123, Proteínas: 8.1g, Carbohidratos: 37.7g, Grasas: 1.1g

13.   Jugo de Uva y Brócoli

Ingredientes:

½ taza de uvas negras

1 taza brócoli, en trozos

1 pera mediana, en trozos

1 taza de espinaca, en trozos

1 rodaja pequeña de jengibre, sin piel

Preparación:

Lavar la pera y remover el centro. Trozar y dejar a un lado.

Lavar y trozar el brócoli. Rellenar un vaso medidor y reservar el resto en la nevera.

Lavar las uvas bajo agua fría y dejar a un lado.

Lavar la espinaca y trozar con las manos. Dejar a un lado.

Pelar la rodaja de jengibre y dejar a un lado.

Combinar la pera, uvas, naranjas, espinaca y jengibre en una juguera, y pulsar.

Transferir a vasos y refrigerar 15 minutos antes de servir.

Información nutricional por porción: Kcal: 217, Proteínas: 6.2g, Carbohidratos: 75.4g, Grasas: 1.2g

14.   Jugo de Espinaca y Coco

Ingredientes:

2 tazas espinaca fresca

½ taza de agua de coco, sin endulzar

1 taza de brócoli, en trozos

1 cucharada de miel cruda

Algunas hojas de menta

Preparación:

Lavar el brócoli y recortar las hojas externas. Dejar a un lado.

Lavar la espinaca bajo agua fría. Colar y romper con las manos. Dejar a un lado.

Combinar el brócoli y espinaca en una juguera. Pulsar.

Transferir a vasos y añadir la miel. Decorar con hojas de menta.

Agregar hielo y servir inmediatamente.

Información nutricional por porción: Kcal: 171, Proteínas: 14.8g, Carbohidratos: 54.5g, Grasas: 2.17g

15.   Jugo de Sandía y Espinaca

Ingredientes:

2 tazas sandía, en trozos

2 tazas espinaca, en trozos

2 tazas frutillas frescas, en trozos

1 banana mediana, sin piel

½ cucharadita de canela molida

1 cucharadita de miel cruda

Preparación:

Cortar la sandía por la mitad. Cortar dos gajos y pelarlos. Trozar y remover las semillas. Rellenar un vaso medidor y reservar el resto en la nevera.

Lavar y trozar la espinaca. Dejar a un lado.

Lavar las frutillas bajo agua fría y remover las hojas. Trozar y dejar a un lado.

Pelar la banana y trozarla. Dejar a un lado.

Combinar las frutillas, melón, espinaca y banana en una juguera. Pulsar. Transferir a un vaso y añadir la miel y canela.

Refrigerar 10 minutos antes de servir.

Información nutricional por porción: Kcal: 349, Proteínas: 7.6g, Carbohidratos: 104.9g, Grasas: 3.2g

16.   Jugo de Arándanos y Coco

Ingredientes:

2 tazas frutillas, en trozos

1 taza arándanos

½ taza agua de coco, sin endulzar

1 cucharadita de néctar de agave

Preparación:

Combinar los arándanos y frutillas en un colador, y lavar bajo agua fría. Dejar a un lado.

Pelar la naranja y dividirla en gajos. Usar la mitad de los gajos y reservar el resto.

Combinar los arándanos y frutillas en una juguera. Transferir a vasos y añadir el agua de coco y néctar de agave.

Agregar hielo o refrigerar antes de servir.

Información nutricional por porción: Kcal: 246, Proteínas: 4.7g, Carbohidratos: 74.2g, Grasas: 1.7g

17.   Jugo Dulce de Banana y Banana

Ingredientes:

2 manzanas Granny Smith grandes, sin centro y en trozos

1 banana grande, sin piel

1 cucharadita de miel cruda

½ cucharadita de jengibre molido

Preparación:

Lavar las manzanas y remover el centro. Trozar y dejar a un lado.

Pelar la banana y cortarla en rodajas. Dejar a un lado.

Combinar las manzanas y banana en una juguera. Transferir a vasos y añadir la miel y jengibre.

Refrigerar o agregar hielo y servir.

Información nutricional por porción: Kcal: 299, Proteínas: 3.7g, Carbohidratos: 88g, Grasas: 1.1g

18.   Jugo de Pepino y Fuji

Ingredientes:

3 pepinos grandes, sin piel

1 manzana Fuji, sin piel

1 cucharadita de extracto de menta

1 cucharada de menta fresca, en trozos

Preparación:

Lavar los pepinos y cortarlos en rodajas gruesas. Dejar a un lado.

Pelar la manzana y remover el centro. Trozar y dejar a un lado.

Combinar el pepino y manzana en una juguera y pulsar. Transferir a un vaso y añadir el extracto de menta.

Agregar cubos de hielo y servir inmediatamente.

Información nutricional por porción: Kcal: 204, Proteínas: 7.7g, Carbohidratos: 59g, Grasas: 1.3g

19.   Jugo de Banana y Frambuesa

Ingredientes:

1 banana grande, sin piel

1 taza frambuesas frescas

1 taza zapallo calabaza, en trozos

½ taza agua de coco

1 cucharadita de miel

Preparación:

Pelar y trozar la banana. Dejar a un lado.

Lavar las frambuesas bajo agua fría. Colar y dejar a un lado.

Pelar el zapallo calabaza y remover las semillas. Cortar en cubos y reservar el resto en la nevera.

Combinar la banana, frambuesas y zapallo calabaza en una juguera. Transferir a vasos y añadir el agua de coco y miel.

Agregar hielo y servir inmediatamente.

Información nutricional por porción: Kcal: 197, Proteínas: 4.7g, Carbohidratos: 68g, Grasas: 1.3g

20. Jugo de Col Rizada y Arándanos Agrios

Ingredientes:

1 taza col rizada fresca, en trozos

1 taza arándanos agrios

1 manzana dulce crujiente pequeña, sin centro

¼ taza agua de coco

Preparación:

Pelar los kiwis y cortarlos por la mitad. Dejar a un lado.

Lavar la col rizada y trozarla. Rellenar un vaso medidor y dejar a un lado.

Lavar los arándanos agrios bajo agua fría. Colar y dejar a un lado.

Combinar la col rizada, arándanos agrios y manzana en una juguera. Transferir a un vaso y añadir el agua de coco.

Agregar hielo y servir inmediatamente.

Información nutricional por porción: Kcal: 153, Proteínas: 5.6g, Carbohidratos: 48.4g, Grasas: 1.8g

21.   Jugo de Mora y Banana

Ingredientes:

2 tazas moras

1 banana grande, sin piel

2 tazas espinaca, en trozos

2 tazas verdes de remolacha, en trozos

¼ taza agua

Preparación:

Lavar las moras bajo agua fría. Colar y dejar a un lado.

Pelar y trozar la banana. Dejar a un lado.

Combinar la espinaca y verdes de remolacha en un colador, y lavar bien. Trozar y dejar a un lado.

Combinar las moras, banana, espinaca y verdes de remolacha en una juguera. Pulsar.

Transferir a vasos y añadir cubos de hielo antes de servir.

Información nutricional por porción: Kcal: 183, Proteínas: 7.8g, Carbohidratos: 63.1g, Grasas: 1.2g

22.   Jugo de Moras y Nabo

Ingredientes:

1 taza de ciruelas, por la mitad

1 taza de moras frescas

1 taza de verdes de nabo, en trozos

½ cucharadita de jengibre molido

½ taza de agua

Preparación:

Lavar las moras bajo agua fría. Colar y dejar a un lado.

Lavar los verdes de nabo y trozar. Dejar a un lado.

Lavar las ciruelas y cortarlas por la mitad. Remover los carozos y dejar a un lado.

Combinar las ciruelas, moras y verdes de nabo en una juguera, y pulsar.

Transferir a vasos y añadir el jengibre y agua.

Refrigerar 5 minutos antes de servir.

Información nutricional por porción: Kcal: 141, Proteínas: 4.2g, Carbohidratos: 40.3g, Grasas: 1.4g

23.   Jugo de Rábano y Remolacha

Ingredientes:

2 tazas rábanos, en trozos

1 taza de verdes de remolacha, en trozos

1 taza de berro, en trozos

1 cucharada de miel cruda

Preparación:

Lavar los rábanos y recortar las partes verdes. Trozar y dejar a un lado.

Poner los verdes de remolacha y berro en un colador grande. Lavar bajo agua fría y trozar.

Combinar los rábanos, verdes de remolacha y berro en una juguera, y pulsar.

Transferir a vasos y añadir hielo antes de servir.

Información nutricional por porción: Kcal: 147, Proteínas: 5.3g, Carbohidratos: 50g, Grasas: 0.8g

24.   Jugo de Durazno y Espinaca

Ingredientes:

1 durazno grande, en trozos

1 taza espinaca, en trozos

2 manzanas Rojas deliciosas grandes, sin piel y sin centro

1 zanahoria grande, en rodajas

¼ taza agua

Preparación:

Lavar el durazno y cortarlo por la mitad. Remover el carozo y trozar. Dejar a un lado.

Lavar y trozar la espinaca. Dejar a un lado.

Lavar las manzanas y remover el centro. Cortar en rodajas finas y dejar a un lado.

Lavar la zanahoria y cortarla en rodajas gruesas. Dejar a un lado.

Combinar las manzanas, durazno, espinaca y zanahoria en una juguera, y pulsar.

Transferir a vasos y refrigerar 10 minutos antes de servir.

Información nutricional por porción: Kcal: 297, Proteínas: 5.5g, Carbohidratos: 87.5g, Grasas: 1.5g

25.   Jugo de Brócoli y Coco

Ingredientes:

2 tazas brócoli crudo, en trozos

½ taza agua de coco

1 taza frambuesas frescas

2 pepinos grandes, sin piel

1 cucharada de miel

Preparación:

Lavar las frambuesas bajo agua fría. Colar y dejar a un lado.

Lavar el brócoli y trozarlo. Dejar a un lado.

Lavar y pelar los pepinos. Cortar en rodajas gruesas y dejar a un lado.

Combinar el brócoli, pepino y frambuesas en una juguera, y pulsar.

Transferir a vasos y añadir el agua de coco y miel.

Agregar hielo y servir.

Información nutricional por porción: Kcal: 192, Proteínas: 10.9g, Carbohidratos: 56g, Grasas: 2.2g

26.   Jugo de Puerro y Brotes de Bruselas

Ingredientes:

1 puerro entero, en trozos

1 taza de Brotes de Bruselas, en trozos

1 manzana verde grande, sin piel y sin semillas

2 tazas de verdes de mostaza, en trozos

1 calabacín mediano, sin piel

1 taza de chirivías, en rodajas

Preparación:

Lavar y trozar el puerro. Dejar a un lado.

Lavar los brotes de Bruselas y recortar las hojas externas. Dejar a un lado.

Lavar la manzana y remover el centro. Trozar y dejar a un lado.

Lavar los verdes de mostaza y romper con las manos. Dejar a un lado.

Lavar el calabacín y cortarlo por la mitad. Remover las semillas. Trozar y dejar a un lado.

Lavar las chirivías y cortar en rodajas gruesas. Dejar a un lado.

Combinar el puerro, brotes de Bruselas, manzana, verdes de mostaza, calabacín y chirivías en una juguera.

Transferir a vasos y refrigerar 5 minutos antes de servir.

Información nutricional por porción: Kcal: 284, Proteínas: 12.3g, Carbohidratos: 83.7g, Grasas: 2.4g

27.   Jugo de Repollo y Manzana

Ingredientes:

1 taza de repollo morado, en trozos

1 manzana Granny Smith, sin centro

1 taza de lechuga de hoja roja, en trozos

1 taza de papaya, en trozos

¼ taza agua de coco

1 cucharadita de jarabe de arce

Preparación:

Combinar la lechuga y repollo en un colador grande. Lavar bajo agua fría. Trozar y dejar a un lado.

Pelar la papaya y cortarla por la mitad. Remover las semillas y pulpa. Trozar y dejar a un lado.

Combinar el repollo, manzana, lechuga y papaya en una juguera. Pulsar.

Transferir a vasos y añadir el agua de coco y jarabe de arce.

Agregar hielo y servir inmediatamente.

Información nutricional por porción: Kcal: 201, Proteínas: 7g, Carbohidratos: 61.7g, Grasas: 1.7g

28.   Jugo de Brócoli y Goji

Ingredientes:

1 taza brócoli, pre cocido

1 taza Bayas de Goji

1 naranja grande, sin piel

1 pepino grande, sin piel

2 cucharadita de jarabe de arce

Preparación:

Lavar y trozar el brócoli. Dejar a un lado.

Poner las bayas de Goji en un tazón mediano. Añadir 1 taza de agua y dejar remojar por 30 minutos.

Lavar el pepino y cortarlo en rodajas gruesas. Dejar a un lado.

Combinar el brócoli, bayas de Goji y pepino en una juguera. Pulsar.

Transferir a vasos y añadir la miel.

Agregar hielo y servir.

Información nutricional por porción: Kcal: 193, Proteínas: 9.4g, Carbohidratos: 66g, Grasas: 1.7g

29. Jugo de Vainilla y Banana

Ingredientes:

1 banana grande, en rodajas

1 manzana Fuji grande, sin centro

1 cucharadita de extracto puro de vainilla, sin azúcar

¼ taza agua de coco

Preparación:

Pelar la banana y cortarla en rodajas. Dejar a un lado.

Lavar la manzana y remover el centro. Trozar y dejar a un lado.

Combinar la banana y manzana en una juguera y pulsar.

Transferir a un vaso y añadir el extracto de vainilla y agua de coco.

Refrigerar 10 minutos antes de servir.

Información nutricional por porción: Kcal: 292, Proteínas: 6.9g, Carbohidratos: 96g, Grasas: 2g

30. Jugo de Banana y Manzana

Ingredientes:

1 taza banana, en rodajas

1 manzana pequeña, sin piel y sin semillas

1 taza hojas de menta fresca, picada

¼ cucharadita de nuez moscada molida

¼ cucharadita de canela molida

1 cucharada de jarabe de arce

¼ taza agua

Preparación:

Pelar la banana y cortarla en rodajas finas. Rellenar un vaso medidor y reservar el resto en la nevera.

Lavar la manzana y remover el centro. Trozar y dejar a un lado.

Combinar la banana, manzana y menta en una juguera. Transferir a un vaso y añadir la nuez moscada, canela, jarabe de arce y agua.

Decorar con hojas de menta y refrigerar antes de servir.

Agregar hielo y servir inmediatamente.

Información nutricional por porción: Kcal: 141, Proteínas: 1.5g, Carbohidratos: 41.2g, Grasas: 0.4g

31.   Jugo de Banana y Arándanos

Ingredientes:

1 banana grande, en rodajas

1 taza arándanos

1 cucharadita de linaza

½ taza apio, en trozos

1 cucharada de miel

Preparación:

Pelar la banana y trozarla. Dejar a un lado.

Lavar los arándanos bajo agua fría. Colar y dejar a un lado.

Lavar y trozar el apio. Dejar a un lado.

Combinar la banana, arándanos y apio en una juguera. Transferir a un vaso y añadir la linaza y miel.

Agregar algunos cubos de hielo antes de servir.

Información nutricional por porción: Kcal: 177, Proteínas: 6.5g, Carbohidratos: 44.6g, Grasas: 2.6g

32. Jugo de Col Rizada y Frutilla

Ingredientes:

1 taza de col rizada fresca, en trozos

1 taza de frutillas frescas

½ cucharadita de jengibre molido

¼ taza agua de coco

Preparación:

Lavar la col rizada bajo agua fría. Trozar y dejar a un lado.

Lavar las frutillas y remover las hojas. Trozar y dejar a un lado.

Combinar la col rizada y frutillas en una juguera, y pulsar.

Transferir a vasos y añadir el jengibre y agua de coco. Agregar hielo antes de servir.

Información nutricional por porción: Kcal: 120, Proteínas: 5.9g, Carbohidratos: 38.6g, Grasas: 1.8g

33. Jugo de Manzana y Mango

Ingredientes:

1 manzana Granny Smith mediana, en trozos

1 taza de trozos de mango

1 taza de trozos de guayaba

1 cucharada de hojas de menta fresca

½ taza de agua de coco

Preparación:

Lavar la manzana y cortarla por la mitad. Remover el centro y trozar. Dejar a un lado.

Pelar y trozar el mango. Dejar a un lado.

Lavar la guayaba y trozarla.

Transferir a un vaso y añadir el agua de coco.

Decorar con hojas de menta y agregar hielo antes de servir.

Información nutricional por porción: Kcal: 187, Proteínas: 3.6g, Carbohidratos: 54.2g, Grasas: 1.3g

34.   Jugo de Zanahoria y Chirivías

Ingredientes:

3 zanahorias grandes, en rodajas

1 taza de chirivías, en rodajas

2 manzanas Fuji grandes, sin piel y sin centro

1 cucharada de albahaca fresca, picada

¼ taza de agua

Preparación:

Lavar las manzanas y cortarlas por la mitad. Remover el centro y trozar. Dejar a un lado.

Lavar las zanahorias y chirivías y cortar en rodajas gruesas. Dejar a un lado.

Combinas las zanahorias, chirivías y manzanas en una juguera, y pulsar.

Transferir a vasos y añadir el agua. Decorar con hojas de albahaca y refrigerar antes de servir.

Información nutricional por porción: Kcal: 332, Proteínas: 5.4g, Carbohidratos: 100g, Grasas: 1.6g

## 35.	Jugo de Banana y Damasco

Ingredientes:

1 banana grande, en rodajas

1 taza damascos, en trozos

1 pepino grande, en rodajas

1 taza espinaca fresca, en trozos

½ taza de brócoli crudo, en trozos

½ taza de agua de coco pura

Preparación:

Pelar la banana y cortarla en rodajas. Dejar a un lado.

Lavar los damascos y cortarlos por la mitad. Remover el carozo y trozar. Dejar a un lado.

Lavar el pepino y cortarlo en rodajas gruesas. Dejar a un lado.

Combinar la espinaca y brócoli en un colador y lavar bajo agua fría. Colar y trozar. Dejar a un lado.

Combinar la banana, damascos, pepino, espinaca y brócoli en una juguera. Pulsar. Transferir a un vaso y añadir el agua de coco.

Agregar hielo y servir inmediatamente.

Información nutricional por porción: Kcal: 218, Proteínas: 10g, Carbohidratos: 64g, Grasas: 1.9g

36. Jugo de Menta y Arándanos Agrios

Ingredientes:

1 cucharada de menta fresca, picada

1 taza arándanos agrios frescos

2 tazas cerezas, sin carozo

1 taza puerro, en trozos

1 cucharada de jarabe de arce

Preparación:

Lavar los arándanos agrios bajo agua fría y dejar a un lado.

Lavar las cerezas bajo agua fría. Colar y cortar por la mitad. Remover los carozos y dejar a un lado.

Lavar y trozar el puerro. Dejar a un lado.

Combinar las cerezas, puerro, arándanos agrios y menta en una juguera, y pulsar.

Transferir a vasos y añadir la miel.

Agregar hielo y servir.

Información nutricional por porción: Kcal: 248, Proteínas: 5g, Carbohidratos: 75.5g, Grasas: 1g

37.   Jugo de Frambuesa y Repollo

Ingredientes:

1 taza frambuesas

1 taza repollo morado, en trozos

1 taza papaya, en trozos

1 cucharadita de jengibre molido

1 cucharadita de miel

Preparación:

Lavar las frambuesas bajo agua fría. Colar y dejar a un lado.

Lavar y trozar el repollo. Dejar a un lado.

Pelar la papaya y cortarla por la mitad. Remover las semillas y pulpa. Trozar y dejar a un lado.

Combinar las frambuesas, repollo y papaya en una juguera, y pulsar.

Transferir a vasos y añadir el jengibre y miel.

Agregar cubos de hielo y servir inmediatamente.

Información nutricional por porción: Kcal: 172, Proteínas: 4.3g, Carbohidratos: 54.2g, Grasas: 0.7g

38.   Jugo de Rábano Y Acelga

Ingredientes:

1 rábano grande, en trozos

1 taza Acelga, en trozos

1 gajo grande de melón dulce

1 taza espárragos, en trozos

1 taza palta, en trozos

¼ taza agua de coco

Preparación:

Lavar el rábano y recortar las partes verdes. Trozar y dejar a un lado.

Lavar la acelga y trozar. Dejar a un lado.

Cortar el melón por la mitad. Remover las semillas, cortar un gajo grande y pelarlo. Trozar y poner en un tazón. Reservar el resto en la nevera.

Lavar los espárragos y recortar las puntas. Dejar a un lado.

Pelar la palta y cortarla por la mitad. Remover el carozo y trozar. Dejar a un lado.

Combinar el rábano, acelga, melón, espárragos y palta en una juguera. Pulsar.

Transferir a vasos y refrigerar 10 minutos antes de servir.

Información nutricional por porción: Kcal: 275, Proteínas: 8g, Carbohidratos: 35.2g, Grasas: 21.9g

39. Jugo de Apio y Remolacha

Ingredientes:

1 taza de apio, en trozos

1 taza de remolacha, en rodajas

1 taza de verdes de remolacha, en trozos

1 taza de zapallo calabaza, en rodajas

1 taza de semillas de granada

1 cucharada de miel

Preparación:

Lavar y trozar el apio. Dejar a un lado.

Lavar la remolacha. Trozar y dejar a un lado.

Lavar el zapallo calabaza y cortarlo por la mitad. Remover las semillas, trozar y dejar a un lado. Reservar el resto en la nevera.

Cortar la parte superior de la granada y deslizar hacia las membranas blancas. Remover las semillas a un vaso medidor y dejar a un lado.

Combinar el apio, remolacha, verdes de remolacha y semillas de granada en una juguera.

Transferir a vasos y añadir la miel.

Agregar hielo y servir inmediatamente.

Información nutricional por porción: Kcal: 132, Proteínas: 6.4g, Carbohidratos: 48.8g, Grasas: 1.8g

40. Jugo de Tomate y Acelga

Ingredientes:

1 tomate grande, en trozos

1 taza de Acelga, en trozos

1 taza de espárragos, recortados

1 taza de Brotes de Bruselas, recortados

1 pepino grande, en rodajas

Preparación:

Lavar el tomate y ponerlo en un tazón. Cortar en cuartos y reservar el jugo.

Lavar la acelga bajo agua fría. Colar y dejar a un lado.

Lavar los espárragos y recortar las puntas. Trozar y dejar a un lado.

Lavar los brotes de Bruselas y recortar las capas externas. Cortar por la mitad y dejar a un lado.

Lavar el pepino y cortarlo en rodajas gruesas. Dejar a un lado.

Combinar el tomate, acelga, espárragos, brotes de Bruselas y pepino en una juguera. Pulsar.

Transferir a vasos y añadir hielo antes de servir.

Información nutricional por porción: Kcal: 109, Proteínas: 10.1g, Carbohidratos: 32.4g, Grasas: 1.2g

41.   Jugo de Palta y Pepino

Ingredientes:

1 tomate grande, en trozos

1 taza palta, en trozos

1 pepino grande, en rodajas

1 taza de albahaca fresca, en trozos

Preparación:

Pelar la palta y cortarla por la mitad. Remover el carozo y trozar. Rellenar un vaso medidor y reservar el resto en la nevera.

Lavar el pepino y cortarlo en rodajas gruesas. Dejar a un lado.

Lavar el tomate y ponerlo en un tazón. Cortar en cuartos y reservar el jugo.

Lavar y trozar la albahaca. Dejar a un lado.

Combinar el tomate, palta, pepino y albahaca en una juguera, y pulsar.

Transferir a vasos y añadir hielo antes de servir.

Información nutricional por porción: Kcal: 240, Proteínas: 3.1g, Carbohidratos: 75.1g, Grasas: 0.9g

42.   Jugo de Sandía y Menta

Ingredientes:

1 taza de sandía, en trozos

1 banana grande, en rodajas

1 durazno grande, sin carozo y por la mitad

1 manzana Fuji grande, sin centro

3 cucharadas de menta fresca, en trozos

Preparación:

Cortar la sandía por la mitad. Para dos tazas necesitará dos gajos grandes. Pelarlos y trozarlos. Remover las semillas y dejar a un lado. Reservar el resto en la nevera.

Pelar la banana y cortarla en rodajas. Dejar a un lado.

Lavar el durazno y cortarlo por la mitad. Remover el carozo y trozar. Dejar a un lado.

Lavar la manzana y remover el centro. Trozar y dejar a un lado.

Combinar la sandía, banana, durazno y manzana en una juguera, y pulsar.

Transferir a vasos y decorar con menta fresca. Agregar hielo antes de servir.

Información nutricional por porción: Kcal: 269, Proteínas: 5.3g, Carbohidratos: 78.5g, Grasas: 1.3g

43.   Jugo de Palta y Lechuga

Ingredientes:

1 taza de palta, en rodajas

3 tazas lechuga de hoja roja, en trozos

1 manzana Fuji grande, en trozos

½ taza agua de coco

1 cucharadita de miel líquida

Preparación:

Pelar la palta y cortarla por la mitad. Remover el carozo y trozar. Rellenar un vaso medidor y reservar el resto en la nevera.

Lavar y trozar la lechuga. Dejar a un lado.

Lavar la manzana y remover el centro. Trozar y dejar a un lado.

Combinar la palta, lechuga y naranja en una juguera, y pulsar.

Transferir a vasos y refrigerar 5 minutos antes de servir.

Información nutricional por porción: Kcal: 240, Proteínas: 4.9g, Carbohidratos: 25.6g, Grasas: 21.7g

44. Jugo de Brócoli y Brotes de Bruselas

Ingredientes:

1 taza de brócoli, en trozos

1 taza de Brotes de Bruselas, en trozos

1 taza de zanahorias, en rodajas

1 taza de verdes de nabo, en trozos

2 manzanas dulces, en trozos, en trozos

1 cucharada de miel

¼ taza agua de coco

Preparación:

Lavar el brócoli y trozarlo. Dejar a un lado.

Lavar los brotes de Bruselas y recortar las capas externas. Cortarlos por la mitad y dejar a un lado.

Lavar las zanahorias y cortarlas en rodajas gruesas. Dejar a un lado.

Lavar y trozar los verdes de nabo. Dejar a un lado.

Lavar las manzanas y cortarlas por la mitad. Remover el centro y trozar. Dejar a un lado.

Combinar el brócoli, brotes de Bruselas, zanahorias, verdes de nabo y manzanas en una juguera, y pulsar.

Transferir a vasos y añadir la miel y agua de coco. Agregar algunos cubos de hielo antes de servir, o refrigerar 5 minutos.

Información nutricional por porción: Kcal: 367, Proteínas: 14.47g, Carbohidratos: 116g, Grasas: 1.9g

45.   Jugo de Moras y Banana

Ingredientes:

1 taza de moras, frescas

1 banana grande, sin piel

2 tazas sandía, sin semillas

½ taza de agua de coco pura, sin endulzar

1 cucharada de miel

Preparación:

Lavar las moras bajo agua fría y dejar a un lado.

Pelar la banana y cortarla en rodajas. Dejar a un lado.

Cortar la sandía por la mitad. Cortar y pelar dos gajos. Trozar y remover las semillas. Dejar a un lado.

Combinar las moras, banana y sandía en una juguera, y pulsar.

Transferir a vasos y añadir el agua de coco y miel.

Refrigerar 5 minutos antes de servir.

Información nutricional por porción: Kcal: 264, Proteínas: 7.2g, Carbohidratos: 78.6g, Grasas: 1.7g

46.   Jugo de Chía

Ingredientes:

1 pepino grande, en rodajas

1 manzana Granny Smith mediana, sin centro

1 banana grande, en rodajas

1 cucharada de semillas de chía

2 onzas de agua

Preparación:

Lavar el pepino y cortarlo en rodajas gruesas. Dejar a un lado.

Lavar la manzana y cortarla por la mitad. Remover el centro y trozar. Dejar a un lado.

Pelar la banana y cortarla en rodajas. Dejar a un lado.

Combinar el pepino, manzana y banana en una juguera, y pulsar.

Transferir a vasos y añadir las semillas de chía.

Agregar algunos cubos de hielo y refrigerar 10 minutos antes de servir.

Añadir el agua y servir.

Información nutricional por porción: Kcal: 186, Proteínas: 6.2g, Carbohidratos: 41.4g, Grasas: 5g

COMIDAS

Recetas de Desayunos

1. Huevos con Tomate y Cebollas de Verdeo

Ingredientes:

- 3 huevos enteros
- 1 tomate mediano, en rodajas
- 3 cebollas de verdeo, picadas
- ¼ cucharadita de sal
- ¼ cucharadita de pimienta cayena
- 2 cucharadas de manteca

Preparación:

Derretir la manteca en una sartén a fuego medio/alto. Añadir las cebollas y freír por 2 minutos.

Agregar las rodajas de tomate, sal y pimienta cayena. Freír por 1 minuto de cada lado.

Mientras tanto, batir los huevos y añadirlos a la sartén. Cocinar por 30 segundos.

Información nutricional por porción: Kcal: 257, Proteínas: 19g, Carbohidratos: 5g, Grasas: 17g

2. Bolas Proteicas con Avena sin Cocción

Ingredientes:

- 1 ½ taza de copos de avena
- ½ taza de mantequilla de maní
- ¼ taza de almendras molidas
- 3 cucharadas de miel
- 1 cucharada de semillas de chía molidas
- 1 cucharada de extracto de vainilla
- 3 tazas de leche

Preparación:

Poner una taza de copos de avena en un tazón. Añadir los otros ingredientes secos y revolver.

Agregar la mantequilla de maní y miel. Mezclar bien y añadir la leche y extracto de vainilla. Formar las bolas usando sus manos y cubrir con los copos restantes. Llevar a la nevera por 30 minutos.

Información nutricional por porción: Kcal: 425, Proteínas: 31g, Carbohidratos: 48g, Grasas: 10.5g

3.   Bolas de Chocolate

Ingredientes:

- 1 taza de almendras molidas
- ½ taza de mantequilla de maní
- ½ taza de miel
- 2 cucharadas de semillas de chía molidas
- ¼ taza de polvo de cacao crudo
- ¼ taza de chocolate amargo rallado
- ¼ taza de leche

Preparación:

Combinar los ingredientes en un tazón y mezclar bien para combinar. Formar las bolas usando sus manos y refrigerar 30 minutos.

Información nutricional por porción: Kcal: 430, Proteínas: 27g, Carbohidratos: 50g, Grasas: 11g

4. Omelette de Espinaca

Ingredientes:

- 3 huevos, enteros y batidos
- ½ taza queso Cottage
- ½ taza de cebolla, sin piel y en trozos
- 1 taza de espinaca fresca, en trozos finos
- 1 cucharada de aceite de oliva
- sal y pimienta, a gusto

Preparación:

Calentar el aceite de oliva a fuego medio. Freír las cebollas hasta que trasluzcan.

Romper los huevos y mezclar bien con un tenedor. Añadir sal y pimienta. Agregar 1 taza de espinaca fresca y ½ taza de Cottage, y batir bien. Verter la mezcla de huevo en la sartén y reducir el fuego. Cocinar por 2 minutos, revolviendo constantemente.

Información nutricional por porción: Kcal: 470, Proteínas: 32g, Carbohidratos: 9.5g, Grasas: 21g

5. Jalea de Higo Casera

Ingredientes:

- 1 libra higos secos, en trozos pequeños
- 6 cucharadas Stevia en polvo
- 2 cucharadas jugo de limón fresco
- 1 taza leche

Preparación:

En una cacerola pequeña, combinar los higos, Stevia y jugo de limón fresco. Añadir ½ taza de leche y hervir.

Reducir el fuego al mínimo y añadir la leche restante. Cocinar por 20 minutos. Una vez listo, transferir a una procesadora y pulsar hasta obtener una mezcla suave.

Información nutricional por porción: Kcal: 300, Proteínas: 5g, Carbohidratos: 66g, Grasas: 1g

6.   Avena con Semillas de Calabaza

Ingredientes:

- 1 taza de copos de avena
- 1 cucharada de semillas de calabaza
- 2 tazas de leche descremada
- ½ taza de agua
- 2 claras de huevo
- ½ taza de jarabe de arce
- 1 cucharadita de canela molida

Preparación:

Precalentar el horno a 350 grados. Esparcir las semillas de calabaza en una fuente de hornear y tostar por 5-6 minutos.

Hervir las 2 tazas de leche y ½ taza de agua a fuego máximo. Añadir la avena y claras de huevo y revolver bien. Cocinar otros 7 minutos o hasta que esté cocida. Agregar las semillas de calabaza y revolver. Remover del fuego y dejar reposar por 10 minutos. Servir con canela encima.

Información nutricional por porción: Kcal: 168, Proteínas: 5.1g, Carbohidratos: 30g, Grasas: 1.9g

7.   Muesli con Bayas silvestres

Ingredientes:

- 1 taza copos de avena
- ¼ taza jugo de manzana fresco
- ½ taza bayas silvestres
- 2 cucharadas miel
- 1 taza leche

Preparación:

Poner los copos en un tazón grande. Añadir el jugo de manzana y leche. Tapar y dejar reposar en la nevera por una hora.

Añadir la miel y revolver bien. Cubrir con bayas silvestres y servir.

Información nutricional por porción: Kcal: 281, Proteínas: 10g, Carbohidratos: 48g, Grasas: 4g

8.   Untado de Atún Para el Desayuno

Ingredientes:

- 1 filete de atún mediano
- 1 cebolla pequeña, sin piel
- 3 cucharadas de aceite de oliva
- ¼ cucharadita pimienta negra
- ¼ cucharadita sal marina
- 1 cucharadita romero seco

Preparación:

Lavar y secar el filete. Cortar en trozos del tamaño de un bocado y dejar a un lado.

Calentar el aceite en una sartén grande y añadir el atún. Cocinar por 10 minutos, revolviendo constantemente. Remover del fuego.

Mientras tanto, combinar los ingredientes en una licuadora. Añadir el atún y revolver por 30 segundos. Servir.

Información nutricional por porción: Kcal: 275, Proteínas: 26g, Carbohidratos: 0g, Grasas: 19g

9.   Rodajas de Berenjenas Grilladas

Ingredientes:

- 1 berenjena grande
- 3 huevos
- ¼ cucharadita de sal marina
- 1 cucharada de aceite de oliva
- ½ cucharadita de canela

Preparación:

Pelar la berenjena y cortar en rodajas. Rociar con sal y dejar reposar por 15 minutos. Mientras tanto, mezclar los huevos con la canela en un tazón grande. Calentar el aceite de oliva en una sartén a fuego medio.

Poner las rodajas de berenjena en la mezcla de huevo. Hacer huecos con un cuchillo para que penetre bien. Freír cada rodaja hasta que dore de cada lado, unos 10 minutos. Servir caliente.

Información nutricional por porción: Kcal: 65, Proteínas: 3.8g, Carbohidratos: 9g, Grasas: 3.6g

10. Huevos Revueltos con Cúrcuma

Ingredientes:

- 2 huevos
- 1 clara de huevo
- 1 cucharada de aceite de oliva
- 1 cucharadita de cúrcuma molida
- sal y pimienta a gusto

Preparación:

Engrasar una sartén con aceite de oliva. Calentar a fuego medio/alto. Mientras tanto, batir los huevos, clara de huevo y cúrcuma. Añadir sal y pimienta a gusto, y freír unos minutos.

Información nutricional por porción: Kcal: 71, Proteínas: 21g, Carbohidratos: 2g, Grasas: 8g

Recetas de Almuerzos

11. Tortellini con Salsa de Queso

Ingredientes:

- 1 (16 onzas) paquete de tortellini de queso congelados (tortellini veganos, de harina de arroz)
- 3 tazas de caldo vegetal
- 1 taza de crema de anacardos
- 2 cucharadas de crema de cocinar batida, sin lácteos
- 2 onzas tofu, rallado
- ¼ cucharadita de pimienta cayena
- Un puñado de perejil fresco, en trozos finos

Preparación:

En una olla profunda, hervir 3 tazas de caldo vegetal. Añadir los tortellini y cocinar por 3-4 minutos. Remover del fuego y colar.

Reducir el fuego al mínimo y añadir el tofu rallado. Verter lentamente la crema de anacardos, crema de cocinar y pimienta cayena. Cocinar por unos minutos.

Transferir los tortellini a un plato, cubrir con la salsa de queso y rociar con perejil picado.

Servir caliente.

Información nutricional por porción: Kcal: 521 Proteínas: 28g, Carbohidratos: 56.4g, Grasas: 13g

12.   Frijoles en Olla a Presión

Ingredientes:

- 1 ½ libra de frijoles, pre cocidos
- 2 zanahorias medianas, en rodajas
- 1 pimiento rojo grande, en trozos
- 2 cebollas medianas, en rodajas
- 5 dientes de ajo, picados
- 3 tomates pequeños, en rodajas
- 1 taza de salsa de tomate
- 1 ají picante pequeño
- 1 taza de apio en rodajas
- 2 cucharadas de aceite de oliva
- 7 vasos de agua

Preparación:

Calentar el aceite de oliva al máximo en una olla a presión. Freír las cebollas por 2 minutos.

Añadir las zanahorias, pimienta y ajo. Cocinar por 10 minutos y agregar los tomates, salsa de tomate y 1 vaso de agua caliente.

Añadir los frijoles pre cocidos y 5 vasos de agua, apio y ají picante.

Asegurar la tapa y cocinar por 10 minutos al máximo.

Información nutricional por porción: Kcal: 356 Proteínas: 9g, Carbohidratos: 49g, Grasas: 6g

13. Pollo Horneado

Ingredientes:

- 1 pollo entero
- 1 cucharadita sal

Preparación:

Lavar y limpiar el pollo. Rociar con sal.

Precalentar el horno a 350 grados. Poner el pollo en una fuente de hornear con papel manteca.

Hornear por 1 hora.

Información nutricional por porción: Kcal: 371 Proteínas: 38g, Carbohidratos: 0g, Grasas: 16g

14. Arroz Marroquí

Ingredientes:

- 1 taza de arroz marrón
- 2 cucharadas de aceite de oliva extra virgen
- 2 zanahorias medianas, ralladas
- 1 tomate pequeño, sin piel y en trozos finos
- 1 cucharada Sazón de especias marroquíes
- 1 cebolla mediana, sin piel y en trozos
- 6-7 damascos secos, por la mitad

Preparación:

En una olla profunda, hervir 3 tazas de agua. Añadir el arroz, reducir el fuego al mínimo y cocinar hasta que el agua evapore. Remover del fuego.

Calentar el aceite de oliva en una sartén. Añadir la cebolla y freír hasta que trasluzca. Agregar el tomate, damascos y sazón de especias marroquíes. Cocinar por 5 minutos y añadir el arroz. Revolver bien para combinar.

Cubrir con zanahoria rallada y servir.

Información nutricional por porción: Kcal: 435 Proteínas: 15.9g, Carbohidratos: 67g, Grasas: 6.3g

15. Estofado de Brócoli

Ingredientes:

- 2 onzas brócoli fresco
- Un puñado de perejil fresco, en trozos finos
- 1 cucharadita de tomillo seco
- 1 cucharada de jugo de limón fresco
- ¼ cucharadita de ají picante molido
- 3 cucharadas de aceite de oliva
- 1 cucharada de crema de anacardos

Preparación:

Poner el brócoli en una olla profunda y verter agua hasta cubrir. Hervir y cocinar hasta que ablande. Remover del fuego y colar.

Transferir a una procesadora. Añadir perejil fresco, tomillo y ½ taza de agua. Pulsar hasta que esté homogéneo. Retornar a una olla y añadir más agua. Hervir y cocinar varios minutos a fuego mínimo.

Agregar aceite de oliva y crema de anacardos. Rociar con ají picante y añadir jugo de limón fresco. Servir caliente.

Información nutricional por porción: Kcal: 72 Proteínas: 12g, Carbohidratos: 15.8g, Grasas: 8g

16. Macarrones y Atún Liviano

Ingredientes:

- 1 taza de atún desmenuzado
- ½ taza de crema de anacardos casera
- 2 tazas de macarrones de harina de arroz
- 1 cucharadita de sal marina
- 1 cucharadita de aceite de oliva
- 1 cucharada de aceite de canola
- Algunas aceitunas para decorar (opcional)

Preparación:

Verter 3 tazas de agua en una olla. Hervir y añadir los macarrones y sal. Cocinar por 3 minutos. Remover del fuego y colar.

En una sartén grande, combinar el aceite de oliva con el aceite de canola. Calentar a fuego medio y añadir la mezcla de atún. Freír por 15-20 minutos, revolviendo ocasionalmente. Agregar los macarrones y revolver bien. Cubrir y dejar que se caliente. Servir con algunas aceitunas.

Información nutricional por porción: Kcal: 224, Proteínas: 33g, Carbohidratos: 44.3g, Grasas: 12g

17.   Pollo Asado a la Naranja

Ingredientes:

- 2 libras de cuartos traseros de pollo
- 2 cebollas medianas, en trozos
- 2 ají picante pequeños
- 1 taza de caldo de pollo
- ¼ taza de jugo de naranja fresco
- 1 cucharadita de extracto de naranja
- 2 cucharadas de aceite de oliva
- 1 cucharadita de mix de sazón para asado
- 1 cebolla morada pequeña, en trozos

Preparación:

Calentar el aceite de oliva en una sartén grande. Añadir la cebolla picada y freír por varios minutos a fuego medio.

Combinar el ají picante, jugo de naranja y extracto de naranja. Mezclar en una procesadora por 20-30 segundos. Añadir esta mezcla a la sartén y revolver. Reducir el fuego al mínimo.

Cubrir el pollo con la mezcla de sazón para asado y llevar a la sartén. Añadir el caldo de pollo y hervir. Cocinar a fuego medio hasta que el agua evapore. Remover del fuego.

Precalentar el horno a 350 grados. Poner el pollo en una fuente de hornear grande. Cocinar por 15 minutos hasta obtener un color dorado crujiente.

Información nutricional por porción: Kcal: 170 Proteínas: 38g, Carbohidratos: 11g, Grasas: 21g

18. Filete de Res Grillado con Vegetales

Ingredientes:

- 1 libra de filete de res, de 1 pulgada
- 1 pimiento rojo mediano
- 1 pimiento verde mediano
- 1 cebolla pequeña
- 3 cucharadas de aceite de oliva
- Sal y pimienta a gusto

Preparación:

Lavar y secar la carne con papel de cocina. Calentar el aceite de oliva a fuego medio y freír la carne por 20 minutos (10 de cada lado). Remover del fuego y dejar a un lado.

Lavar y cortar los vegetales en tiras finas. Añadir sal y pimienta. Cocinar por 15 minutos, revolviendo constantemente.

Servir inmediatamente.

Información nutricional por porción: Calorías: 309 Proteínas: 35g Carbohidratos: 7.1g Grasas: 17g

19.   Estofado de Pollo Simple

Ingredientes:

- 1 libra de cuartos traseros de pollo
- 3 tazas de caldo de pollo
- 3 cebollas moradas, en trozos
- 2 zanahorias grandes, en trozos
- 2 batatas medianas
- ½ cucharadita de sal
- ¼ cucharadita de pimienta

Preparación:

Poner los ingredientes en una olla profunda. Añadir el caldo de pollo y sazonar con sal y pimienta.

Poner el fuego al mínimo y cocinar por 2 horas, o hasta que la carne esté lista y los vegetales blandos.

Información nutricional por porción: Calories490
Proteínas: 62g Carbohidratos: 39g Grasas: 23g

20.   Cordero Asado a la Sartén con Arroz

Ingredientes:

- 2 libras de chuletas de cordero, sin hueso
- 1 taza de arroz marrón
- 2 ½ taza de agua
- 1 cucharadita de cúrcuma molida
- 5 cucharadas de aceite de oliva
- ¼ taza de jugo de limón
- 3 dientes de ajo, picados
- ½ cucharadita de sal marina
- ½ cucharadita de pimienta molida
- 1 cucharada de harina de arroz
- ¼ taza de agua

Preparación:

Hervir 2 ½ tazas de agua y arroz. Cocinar a fuego medio por 10 minutos, o hasta que el agua evapore. Remover del fuego y añadir la cúrcuma. Cubrir y dejar a un lado.

Lavar y secar las chuletas. Calentar el aceite de oliva a fuego medio. Añadir las chuletas y cocinar por 10 minutos de cada lado. Reducir el fuego al mínimo y añadir la harina de arroz, ajo, jugo de limón, sal, pimienta y un poco de agua (1/4 taza). Revolver bien y cocinar por 15 minutos.

Servir con el arroz.

Información nutricional por porción: Calorías: 411 Proteínas: 45g Carbohidratos: 19g Grasas: 21g

Recetas de Cenas

21.   Rodajas de Salmón Marinado

Ingredientes:

- 2 libras de salmón fresco, en rodajas de 1 pulgada
- 1 taza de aceite de oliva extra virgen
- 3 cucharadas de jugo de limón recién exprimido
- 1 cucharada de romero en trozos finos
- 1 cucharadita de orégano seco, molido
- 1 hoja de laurel seca, aplastada
- 1 cucharadita de sal
- 1 cucharada de pimienta cayena

Preparación:

Combinar el aceite de oliva con el jugo de limón, romero, orégano seco, hoja de laurel, sal y pimienta cayena. Revolver bien para combinar.

Usando un cepillo de cocina, esparcir esta mezcla sobre el salmón, y dejar reposar por 10-15 minutos.

Mientras tanto, precalentar el grill a fuego medio/alto. Grillar las rodajas de salmón por 3 minutos de cada lado.

Información nutricional por porción: Calorías: 261
Proteínas: 26g Carbohidratos: 0g Grasas: 16g

22. Pez Dorado Cítrico

Ingredientes:

- 1 pieza de pez dorado fresco
- 1 taza de aceite de oliva
- ½ limón, en rodajas
- ¼ taza de jugo de limón recién exprimido
- 1 cucharadita de romero seco, molido
- 1 cucharada de perejil fresco, en trozos finos
- 3 dientes de ajo, aplastados
- ¼ cucharadita de sal marina

Preparación:

Lavar y secar el pescado. Cortar por la mitad.

Combinar el aceite de oliva, jugo de limón, romero seco, perejil fresco, dientes de ajo y sal marina en un tazón grande. Remojar el pescado en la marinada y dejar en la nevera por al menos 30 minutos (hasta 2 horas).

Mientras tanto, precalentar el horno a 300 grados. Esparcir aceite de oliva en una fuente de hornear y dejar a un lado.

Remover el pescado de la marinada y transferir a la fuente. Añadir un poco de salsa y cocinar por 30 minutos.

Remover del horno, rociar con más marinada y servir con rodajas de limón y vegetales a elección.

Información nutricional por porción: Calorías: 175 Proteínas: 31g Carbohidratos: 0.5g Grasas: 21g

23. Vegetable Risotto

Ingredientes:

- 1 taza de arroz marrón
- 1 zanahoria mediana, en rodajas
- 1 calabacín mediano, en rodajas
- 1 tomate pequeño, en trozos
- ½ berenjena pequeña, en rodajas
- 1 pimiento rojo pequeño, en rodajas
- 3 cucharadas de aceite de oliva extra virgen
- ½ cucharadita de sal
- 1 cucharadita de mejorana seca

Preparación:

Poner el arroz en una olla profunda. Añadir 2 tazas de agua y hervir. Reducir el fuego y cocinar hasta que el agua evapore. Revolver ocasionalmente.

Calentar 1 cucharada de aceite de oliva a fuego medio/alto. Añadir la zanahoria y freír por 3-4 minutos, revolviendo constantemente. Combinar con el arroz.

Añadir el aceite restante, calabacín, tomate, berenjena, pimiento rojo, sal y mejorana. Agregar 1 taza de agua y cocinar por 10 minutos más.

Información nutricional por porción: Calorías: 220
Proteínas: 6g Carbohidratos: 51g Grasas: 7.8g

24.   Brócoli Grillado

Ingredientes:

- 4 onzas brócoli fresco
- Pimienta negra molida a gusto
- Perejil fresco, en trozos
- 3 cucharadas de aceite de oliva

Preparación:

Calentar el aceite de oliva en un grill grande. Poner el brócoli y grillar por 5-6 minutos, o hasta que marchite.

Transferir a un plato y rociar con pimienta y perejil. Servir caliente.

Consejo: Combinar el perejil con 1 diente de ajo.

Información nutricional por porción: Kcal: 40 Proteínas: 3.2g, Carbohidratos: 7.5g, Grasas: 3g

25. Trucha Grillada

Ingredientes:

- 7 onzas filetes de trucha fresca
- ¼ taza de hojas de cilantro frescas, picadas
- 2 dientes de ajo, molidos
- ¼ taza de cucharadas de jugo de limón
- ½ cucharadita pimentón ahumado
- ½ cucharadita comino, molido
- ½ cucharadita polvo de chile
- Pimienta negra molida a gusto

Preparación:

Añadir el cilantro, ajo, pimentón, comino, polvo de chile y jugo de limón a una procesadora, y pulsar para combinar.

Transferir la mezcla a un tazón, añadir el pescado y sacudir para cubrir. Dejar reposar por al menos 2 horas.

Remover el pescado de la nevera y precalentar el grill. Cocinar por 3-4 minutos de cada lado.

Remover del grill, transferir a un plato, y servir con limón o vegetales a elección.

Información nutricional por porción: Kcal: 143 Proteínas: 21g, Carbohidratos: 0g, Grasas: 7g

26.   Calabacín Grillado

Ingredientes:

- 4 onzas calabacín
- ¼ taza de jugo de limón fresco
- ¼ cucharadita de sal marina
- 1 cucharadita romero seco
- ¼ cucharadita de pimienta negra molida fresca

Preparación:

Batir el jugo de limón, sal marina, romero y pimienta negra. Lavar y pelar el calabacín. Cortar en rodajas y cepillar con la mezcla.

Precalentar un grill antiadherente a fuego medio/alto. Grillar el calabacín por varios minutos de cada lado. Servir caliente.

Información nutricional por porción: Kcal: 18 Proteínas: 1.3g, Carbohidratos: 3.8g, Grasas: 0.2g

27. Camarones Grillados

Ingredientes:

- 2 libras camarones grandes frescos, enteros
- 3 cucharadas de aceite de oliva extra virgen
- Sal marina a gusto

Preparación:

Calentar aceite de oliva en un grill a fuego medio/alto. Poner los camarones y grillar por 5 minutos, rotando.

Remover del fuego y usar papel de cocina para quitar el exceso de aceite.

Transferir a un plato y rociar con sal. Servir inmediatamente.

Información nutricional por porción: Kcal: 224, Proteínas: 27.1g, Carbohidratos: 10g, Grasas: 5g

Para más sabor:

El aceite de oliva extra virgen es definitivamente uno de mis favoritos. Su sabor suave y aroma único no son las únicas razones por las que es popular. Está repleto de antioxidantes y grasas saludables. Sus beneficios en salud son algo en lo que todos concuerdan. Un chorro de aceite de oliva en esta comida repleta de proteínas protegerá su corazón y vasos sanguíneos. Y para hacer las cosas más interesantes, el ajo y perejil harán de estos camarones una poesía de sabor.

En un tazón pequeño, combinar 1 taza de aceite de oliva con 1 cucharada de perejil picado, 2 dientes de ajos aplastados, 1 cucharadita de romero seco, ½ cucharadita de sal y ¼ cucharadita de pimienta. Usar esta mezcla para marinar los camarones antes de grillar.

Rociar con 2 cucharadas de esta marinada a los camarones cocidos.

28. Espinaca Estofada

Ingredientes:

- 7 onzas espinaca fresca
- 2 cucharadas cilantro fresco, en trozos finos
- 1 cucharadita vinagre de sidra de manzana
- 3 cucharadas de aceite de oliva extra virgen
- Agua fresca

Preparación:

Llenar una cacerola grande con agua fresca y hervir. Lavar la espinaca y añadirla. Cubrir y reducir el fuego al mínimo. Cocinar por 2-3 minutos hasta que la espinaca haya marchitado.

Remover del fuego y colar. Dejar enfriar un rato.

Transferir la espinaca a una sartén. Añadir el aceite de oliva y freír por varios minutos, revolviendo constantemente. Remover el fuego y sazonar con cilantro fresco y vinagre de sidra de manzana.

Información nutricional por porción: Kcal: 38, Proteínas: 3g, Carbohidratos: 5g, Grasas: 7g

29.   Envueltos de Lechuga

Ingredientes:

- 1 libra de carne de salmón, molida
- 1 cucharada sazón de vegetales mixtos
- ¼ taza cebolla morada picada
- 2 cucharadas pimiento, picado
- ½ taza puré de tomate
- 8 hojas de lechuga iceberg grandes
- ½ taza crema de anacardos
- Aceite de oliva
- ½ taza de agua o caldo de pollo

Preparación:

Calentar aceite en una sartén antiadherente a fuego medio/alto. Añadir la carne de salmón y cocinar por 5 minutos, revolviendo constantemente. Agregar la sazón de vegetales, cebollas, pimiento y puré de tomate, y cocinar por 5 minutos, revolviendo constantemente. Verter el agua o caldo, tapar y hervir. Reducir el fuego al mínimo y cocinar por 20 minutos, o hasta que el líquido se haya reducido por la mitad. Remover del fuego y dejar a un lado.

Poner las hojas de lechuga en una superficie plana. Separar la mezcla de carne en las hojas, añadir crema de anacardo y enrollar.

Información nutricional por porción: Kcal: 249, Proteínas: 20.5g, Carbohidratos: 7g, Grasas: 16g

30.   Filetes de Atún Grillados

Ingredientes:

- ¼ taza de hojas de cilantro frescas, picadas
- 3 dientes de ajo, molidos
- 2 cucharadas de jugo de limón
- ½ taza aceite de oliva
- 4 filetes de atún
- ½ cucharadita pimentón ahumado
- ½ cucharadita comino, molido
- ½ cucharadita polvo de chile
- Sal and pimienta negra

Preparación:

Añadir el cilantro, ajo, pimentón, comino, polvo de chile y jugo de limón en una procesadora, y pulsar para combinar. Añadir el aceite gradualmente y mezclar hasta que esté suave.

Transferir la mezcla a un tazón, añadir el pescado y sacudir para cubrir. Dejar reposar por 2 horas.

Remover el pescado y precalentar el grill. Cepillar con aceite, poner el pescado y cocinar por 3-4 minutos de cada lado.

Remover el pescado del grill, transferir a un plato, y servir con gajos de limón o vegetales.

Información nutricional por porción: Kcal: 110, Proteínas: 25g, Carbohidratos: 0g, Grasas: 4g

Recetas de Ensaladas

31.   Ensalada de Pepino

Ingredientes:

- 3.5 onzas pepino, sin piel y en rodajas
- 1 cucharada de jugo de lima fresco
- 3 cucharadas de aceite de oliva extra virgen
- 2 cucharadas de perejil en trozos finos
- 2 dientes de ajo
- ½ cucharadita de sal
- ¼ cucharadita de pimienta negra molida fresca

Preparación:

Pelar y cortar el pepino. Transferir a una fuente. Combinar el aceite de oliva con jugo de lima fresco, perejil, dientes de ajo, sal y pimienta. Revolver bien para combinar. Verter la mezcla sobre el pepino y dejar reposar en la nevera por 1 hora antes de servir.

Información nutricional por porción: Kcal: 121, Proteínas: 2g, Carbohidratos: 3g, Grasas: 13g

32.   Ensalada de Arroz

Ingredientes:

- 1 taza de arroz marrón de grano largo
- 3 cebollas de verdeo, en trozos finos
- ½ taza de maíz dulce
- 1 pimiento rojo mediano
- Un puñado de menta picada
- 2 cucharadas de aceite de oliva extra virgen
- 1 cucharada de vinagre de sidra de manzana
- Sal a gusto

Preparación:

Poner el arroz en una olla profunda con 3 tazas de agua. Hervir, reducir el fuego y cocinar hasta que el agua evapore. Remover del fuego y enfriar.

Combinar los ingredientes en un tazón profundo. Añadir el aceite de oliva, vinagre de sidra de manzana y sal a gusto. Sacudir para combinar.

Servir frío.

Información nutricional por porción: Kcal: 395 Proteínas: 2g, Carbohidratos: 38g, Grasas: 18g

33.   Ensalada Fresca de Vegetales

Ingredientes:

- 3.5 onzas lechuga, en trozos
- 1 cebolla, sin piel y en rodajas
- 1 tomate mediano, en trozos
- Un puñado de granos de soja, remojados
- 3 cucharadas de aceite de oliva extra virgen
- 1 cucharada de vinagre de sidra de manzana
- 1 cucharadita de romero fresco, en trozos finos
- ¼ cucharadita de sal

Preparación:

En un tazón pequeño, combinar el aceite de oliva con el vinagre de sidra de manzana, romero y sal. Mezclar bien para combinar.

Poner los vegetales en un tazón grande. Añadir los frijoles remojados y rociar con marinada.

Servir frío.

Información nutricional por porción: Kcal: 145 Proteínas: 19g, Carbohidratos: 14g, Grasas: 11g

34.   Ensalada Dulce de Zanahoria

Ingredientes:

- 1 zanahoria mediana, en rodajas
- 2 onzas espinaca bebé
- 1 tomate mediano, en trozos finos
- 2 onzas espagueti de arroz, remojados
- 1 tomate pequeño, en trozos finos
- ¼ taza de arándanos frescos

Para el aderezo:

- ¼ taza de miel
- ¼ taza de jugo de lima fresco
- 1 cucharadita de Mostaza de Dijon
- ¼ cucharadas de comino molido

Preparación:

Remojar los espaguetis de arroz en agua por 15 minutos. Colar y transferir a un tazón.

Añadir la espinaca trozada, tomate, zanahoria y arándanos. Sacudir para combinar.

En otro tazón, combinar los ingredientes de la marinada y mezclar bien. Rociar sobre la ensalada.

Servir.

Información nutricional por porción: Kcal: 98 Proteínas: 4.5g, Carbohidratos: 19g, Grasas: 6g

35. Ensalada Primavera con Aceitunas Negras

Ingredientes:

- 5 tomates cherry, enteros
- Un puñado de aceitunas negras
- 1 cebolla mediana, sin piel y en rodajas
- 2 rábanos, en rodajas
- Un puñado de lechuga de cordero
- 2 cucharadas de jugo de lima recién exprimido
- 3 cucharadas de aceite de oliva extra virgen
- Sal a gusto

Preparación:

Poner los vegetales en un tazón grande. Añadir el aceite de oliva, jugo de lima fresco y sal a gusto. Sacudir para combinar.

Información nutricional por porción: Kcal: 41 Proteínas: 1g, Carbohidratos: 7g, Grasas: 4g

36.   Ensalada de Frijoles Verdes

Ingredientes:

- 1 libra frijoles verdes
- ¼ taza de aceite de oliva extra virgen
- 2 dientes de ajo, aplastados
- 1 cucharada de jugo de lima

Preparación:

Hervir una olla con agua y añadir 1 cucharadita de sal y frijoles verdes. Cocinar hasta que ablanden. Lavar y colar.

Mientras tanto, combinar el ajo con el aceite de oliva y jugo de lima. Verter sobre los frijoles y servir.

Información nutricional por porción: Kcal: 138 Proteínas: 5g, Carbohidratos: 18g, Grasas: 6.7g

37.   Ensalada de Frambuesas

Ingredientes:

- Un puñado de lechuga, despedazada
- 1 cucharada de semillas de calabaza
- 1 taza de frambuesas frescas
- 1 cucharada de romero fresco, en trozos
- 2 cucharadas de jugo de lima fresco
- 1 cucharadita de comino
- 1 cucharadita de jarabe de agave

Preparación:

Combinar la lechuga con las semillas de calabaza y frambuesas en un tazón. En otro tazón, combinar el jarabe de agave con el jugo de lima, comino y romero fresco. Rociar sobre la ensalada y servir.

Información nutricional por porción: Kcal: 29 Proteínas: 4g, Carbohidratos: 10g, Grasas: 3g

38.   Tomates Cherry con Brócoli

Ingredientes:

- 2 tazas de brócoli, por la mitad
- 2 tomates grandes, en trozos
- 2 cucharadas de aceite de oliva
- 1 cucharada de sazón de ensalada seco a gusto (uso perejil seco)
- sal a gusto
- 3 tazas de agua

Preparación:

Hervir el agua en una olla profunda. Añadir el brócoli y cocinar por 20 minutos. Remover del fuego y colar. Dejar enfriar y cortar por la mitad. Lavar y trozar los tomates. Combinar con el brócoli en un tazón y sazonar con el aceite de oliva y sazón de ensalada.

Puede añadir algunos dientes de ajo, pero es opcional.

Información nutricional por porción: Kcal: 88 Proteínas: 7g, Carbohidratos: 31g, Grasas: 12g

OTROS TITULOS DE ESTE AUTOR

70 Recetas De Comidas Efectivas Para Prevenir Y Resolver Sus Problemas De Sobrepeso: Queme Calorías Rápido Usando Dietas Apropiadas y Nutrición Inteligente

Por Joe Correa CSN

48 Recetas De Comidas Para Eliminar El Acné: ¡El Camino Rápido y Natural Para Reparar Sus Problemas de Acné En 10 Días O Menos!

Por Joe Correa CSN

41 Recetas De Comidas Para Prevenir el Alzheimer: ¡Reduzca El Riesgo de Contraer La Enfermedad de Alzheimer De Forma Natural!

Por Joe Correa CSN

70 Recetas De Comidas Efectivas Para El Cáncer De Mama: Prevenga Y Combata El Cáncer De Mama Con una Nutrición Inteligente y Alimentos Poderosos

Por Joe Correa CSN

www.ingramcontent.com/pod-product-compliance
Lightning Source LLC
Chambersburg PA
CBHW030251030426
42336CB00009B/344